QUELQUES RÉFLEXIONS

SUR LE

PRÉCIS DU DOCTEUR OURGAUD

SUR USSAT-LES-BAINS

PAR

Le Dr BONNANS

INSPECTEUR ADJOINT DES EAUX D'USSAT.

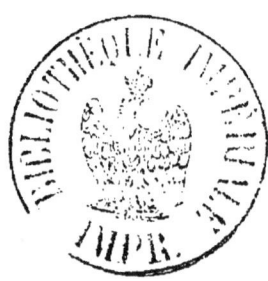

TOULOUSE
TYPOGRAPHIE DE BONNAL ET GIBRAC
Rue Saint-Rome, 46.
—
1860

AVANT-PROPOS.

Le docteur Ourgaud vient de faire paraître un gros volume sur Ussat. Le nom de l'auteur, la position qu'il occupe donnent de l'importance à son livre, et s'il renferme des erreurs, elles seront d'autant plus dangereuses qu'elles auront pour elles l'autorité d'un homme de talent. L'avenir de l'établissement thermal que je crois compromis par des idées erronées, l'intérêt d'une catégorie de malades qui, sur la foi du livre, viendraient, peut-être, aggraver leur position à Ussat, voilà le principal mobile qui me porte à réfuter certaines assertions de cet écrit; mais si dans la discussion des faits j'obéis, quelquefois, à un sentiment plus personnel, ceux qui auront lu le Précis du docteur Ourgaud, ne voudront pas m'en faire un reproche.

Une chose domine au premier plan dans le travail de l'honorable Inspecteur, sa personnalité; il se met en relief, s'incarne dans son œuvre : les thermes, c'est lui; le passé disparaît et *avec la nouvelle inspection une ère nouvelle commence* (*Précis*, p. 35). S'il rappelle le passé, c'est pour parler, avec complaisance, de l'heureux temps où on se baignait dans d'immondes cloaques (*Précis*, p. 12). Il parle avec amour des anciennes boues d'Ussat (*Précis*, p. 12, 13 et 103), il les réhabilite et cite en le soulignant un passage d'Alibert qui dit : « *qu'on creusa les nouvelles baignoires dans le lit même du ruisseau souterrain* »

(*Précis*, p. 20), critique gazée des fouilles entreprises, négation indirecte de leurs résultats : *la découverte du point d'émergence des griffons thermaux*. Si sa position actuelle lui impose l'éloge du fait, on voit que cet éloge lui pèse, que son passé le lie, et derrière l'Inspecteur actuel apparaît encore le critique de 1848.

Il nomme à peine le créateur du nouvel Ussat, M. l'ingénieur François et son habile interprète l'architecte Durieu. Des modestes pionniers, qui dans un autre ordre de faits (l'action thérapeutique des eaux) ont essayé de déblayer la voie, il n'en fait aucune mention. Tout autre individualité que la sienne lui fait ombre, et son autocratie veut s'exercer, sans contrôle, depuis le bain jusqu'à la cuisine (*Précis*, p. 35). Ussat, c'est Lui, *Ussat est fait*.

Après cette appréciation à vol d'oiseau de l'ensemble et du mobile de l'œuvre, je vais entrer dans les détails, chercher si les assertions de l'auteur sont fondées quand il prétend que jusqu'à lui rien de sérieux n'a été publié sur Ussat (*Précis sur Ussat-les-Bains*, p. 40).

Si au contraire il ne s'est pas inspiré dans son œuvre des travaux de ses devanciers ;

Si les faits nouveaux qu'il signale ne sont pas des erreurs ;

Si avant lui les malades étaient dirigés à Ussat sans intelligence et discernement ;

Enfin quelle est la valeur du *vaporium* de la nouvelle buvette et de l'opinion de l'auteur sur le système hydrologique d'Ussat.

QUELQUES RÉFLEXIONS

SUR LE PRÉCIS DU DOCTEUR OURGAUD

SUR LES BAINS D'USSAT.

> C'est encore une publicité sérieuse qui a manqué jusqu'ici à cet établissement.
> *(Précis sur Ussat-les-Bains, p. 40).*

§ 1er.

En 1848 le docteur Dieulafoy publia une notice sur les travaux exécutés à Ussat et réfuta par la logique des faits accomplis, les détracteurs du nouvel aménagement des eaux. Après lui, le professeur Filhol couronna l'œuvre de cette restauration par sa remarquable analyse, et si ces deux hommes éminents ne parlèrent qu'incidemment de l'action thérapeutique de ces thermes, c'est que cette tâche incombait à l'inspecteur Vergé qui se chargea de l'accomplir ; peut-être des digressions étrangères au sujet nuisirent-elles au fond de son écrit, mais il renfermait des données utiles et ne méritait pas le discrédit dont on voulut le frapper. J'écrivis à mon tour *le Guide des médecins aux bains d'Ussat*. Ce ne fut qu'avec défiance de moi-même que je livrai ce petit écrit à l'appréciation de mes confrères; mais la sincérité du récit me valut l'approbation de médecins distingués (1), et le docteur Ourgaud m'écrivit alors une lettre flatteuse que j'éprouve le besoin de transcrire ici :

Mon cher confrère,

« Dès sa réception, j'ai lu avec attention et intérêt la notice
» sur Ussat que vous m'avez adressée, et je l'ai transmise
» immédiatement à M. le président de la commission de l'hos-
» pice. J'y ai joint l'avis que votre Mémoire est digne de l'Aca-
» démie de médecine ; consciencieusement écrit, il exprime
» bien la vérité sur Ussat, et que c'est bien, à mon sens, ce
» qui a été le mieux écrit sur ces bains. Vos observations sont
» précieuses. *Je pense pourtant que, comme il ne faut pas dire au*
» *public tous nos secrets*, on pourrait ne pas parler des maladies
» qu'excluent les eaux d'Ussat, ni de leur inefficacité dans leur
» traitement, dans le cas où, comme je le pense, cette brochure
» doive tomber dans le domaine public. »

Tout à vous, mon cher confrère,
OURGAUD.

Ces éloges, sans doute, étaient pure courtoisie et ne devaient pas être mérités, puisque mon honorable confrère vient d'écrire que jusqu'à lui, rien de sérieux n'avait été publié sur Ussat. Le public médical aura sous ses yeux sa brochure et la mienne, il les jugera.

Une chose expliquera la divergence de nos opinions respectives : j'ai écrit comme médecin, mon confrère comme inspecteur d'Ussat.

Je n'espérais pas faire une œuvre supérieure ; des faits

---

(1) Cet écrit n'a pas été inutile à l'établissement thermal, et des médecins de Nantes, Draguignan, Bordeaux, Montpellier, Marseille, Paris et autres localités, ont envoyé des malades sur la lecture de ma brochure.

patiemment recueillis et analysés avec une extrême réserve m'avaient permis de livrer mes faibles idées à la bienveillance de mes confrères. Le docteur Ourgaud n'a pas ces allures timides, il prend plus largement son essor, et dans trois mois d'observations, il crée successivement trois grandes choses : *un vaporium, une buvette, un livre.*

La supériorité pourtant n'exclut pas la justice, et le docteur Ourgaud aurait dû signaler les faibles efforts de ses prédécesseurs, qui n'avaient écrit, il est vrai, qu'au point de vue pratique; il leur importait peu que *remploques* voulût dire retraite des reines ; qu'Ussat dérivât d'*aqua usta*, eau brûlée ; que le roi de Hollande se fût baigné au n° 5 et qu'il eût donné une tabatière en or à l'inspecteur ; que le cimetière d'Ornalac fût le dernier asile d'une grande infortune ou d'une terrible expiation. La mythologie et la chronique s'allient bien rarement à la gravité d'un écrit scientifique ; mais le docteur Ourgaud voulait faire un gros livre, et il a dû faire une large part à la fiction. Quant à la partie didactique de son Précis, il s'est inspiré à toutes les sources, résumant simplement les travaux de ses devanciers.

§ 2.

Le docteur Ourgaud s'est-il inspiré, dans son œuvre, des travaux de quelques auteurs ?

Les citations suivantes vont éclaircir ce fait, et la comparaison qui va suivre ne prouvera du reste qu'une chose, la haute estime que l'auteur du Précis professe pour ceux qu'il a copiés.

Dans ces quelques lignes écrites sans prétention sur les eaux d'Ussat. (*Dieulafoy, notice, avant-propos.*)	L'auteur publie ces lignes *écrites sans prétention* à l'adresse de ses confrères….. (*Précis par Ourgaud, avant-propos.*)
La grotte de Lombrive porte un nom qui rappelle le culte d'une divinité aquitanique…… (*Garrigou, histoire de Sabar.*)	La grotte de Lombrive consacrée à *Ilhumber*, Dieu Ibérien…… (*Ourgaud, Précis, p. 10.*)
Les difficultés des voies de communication, l'imperfection des premiers thermes arrêtèrent longtemps l'essor de cet établissement. Aujourd'hui la vapeur a supprimé les distances; les nouveaux travaux ont placé Ussat au premier rang des eaux thermales des Pyrénées…… (*Bonnans, Guide aux bains d'Ussat, p. 4.*)	Il a pris rang par son importance et sa spécialité parmi les premiers établissement thermaux pyrénéens, et si on a pu invoquer dans le temps comme obstacle à la fréquentation des eaux les difficultés des voies de communication, aujourd'hui l'établissement et l'amélioration des routes, les chemins de fer surtout, etc., etc….. (*Précis, p. 32.*)
Un bouquet de verdure qui s'harmonise avec la sublimité sauvage des roches voisines…… (*Bonnans, Guide, p. 4.*)	……. Une végétation luxuriante que domine *la sublimité sauvage* des roches de la vallée. (*Ourgaud, Précis, p. 33.*)
Les malades y trouveront un air pur, un climat tempéré et les douces impressions d'une nature pittoresque…… (*Bonnans, Guide, p. 4.*)	Les malades accourent dans cette vallée pour y trouver les bienfaits *d'un air pur, d'un climat tempéré* et d'une eau salutaire….. (*Ourgaud, Précis, p. 34.*)
Malgré leur valeur incontestable, malgré le patronage des célébrités médicales du Midi, les bains d'Ussat ne sont connus de la généralité des médecins que sur de vagues indications… (*Bonnans, Guide, p. 4.*)	D'autre part, malgré leur valeur thérapeutique, ces bains ne sont connus *de la généralité des médecins* que sur de *vagues indications*….. (*Ourgaud, Précis, p. 40.*)

On doit seconder l'action des bains par quelques règles de simple hygiène dont l'oubli peut expliquer souvent l'insuccès de nos eaux. (*Bonnans, Guide, p. 7.*)	C'est *l'oubli des règles de l'hygiène qui fait souvent l'insuccès* dont on rend les eaux responsables..... (*Ourgaud, Précis, p. 39.*)
Il est difficile de se rendre compte de leur mode d'action; le principe minéralisateur, la température ne rendent pas seuls compte des effets produits. Un agent inconnu se dérobe encore à nos investigations. (*Bonnans, Guide, p. 5.*)	On ne peut attribuer l'action minérale des eaux Salines uniquement aux bases soude, potasse, chaux et magnésie; il y a dans les eaux d'Ussat un *nescio quid*. (*Ourgaud, Précis, p. 46.*)
Les bains, les douches, la boisson, tels sont les trois modes d'administration des eaux d'Ussat; on y joindra bientôt l'usage de la vapeur,.... (*Bonnans, Guide, p. 5.*)	Les eaux d'Ussat se prennent en bains, en douches, en vapeur et en boissons; *en attendant de pouvoir les administrer sous forme de boue*. (*Ourgaud, Précis, p. 48.*)
Il y aura deux buvettes, l'une apéritive, l'autre purgative. (*Dieulafoy, Notice, p. 13.*)	Elle se distribue en deux fontaines, l'une *apéritive*, l'autre *purgative*.... (*Ourgaud, Précis, p. 85.*)
Dans les premiers temps, les baigneurs éprouvent une excitation légère, des fourmillements à la peau, parfois des traces érythémateuses; de l'inappétence, de la diarrhée, de l'insomnie, de la céphalalgie. Un fait physiologique plus réel, c'est le retour prématuré de l'écoulement menstruel....... (*Bonnans, Guide aux bains d'Ussat, p. 6.*)	C'est tantôt une chaleur insolite, un fourmillement, une éruption à la peau, appelée *la poussée*; tantôt de l'inappétence, un dérangement du ventre; parfois quelques douleurs de tête et de l'insomnie. Parmi les effets qu'elles produisent, il en est de plus certains : le retour précoce du flux menstruel..... (*Ourgaud, Précis, p. 49.*)

Une modification dans l'état pathologique se manifeste ordinairement du 15me au 20me bain.......
(*Bonnans, Guide, p. 6.*)

C'est du 12me au 15me, quelquefois au 20me bain, que la maladie principale commence à éprouver communément une modification favorable.....
(*Ourgaud, Précis, p. 49.*)

Cependant l'état morbide n'est pas toujours immédiatement modifié : les malades quittent la station thermale sans une grande amélioration apparente, mais quelques jours, un mois, deux mois plus tard, ils voient disparaître une affection qui avait résisté à la thérapeutique la plus rationnelle et la mieux dirigée......
(*Bonnans, Guide, p. 7.*)

Lorsque les malades quittent la station thermale sans une grande amélioration apparente, les affections qui avaient résisté aux autres moyens thérapeutiques disparaissent quelques jours, un mois plus tard.
(*Ourgaud, Précis, p. 99.*)

A quelque distance d'Ussat se voient les ruines féodales de Lordat, Miglos, Château-Verdun et Bouen, gigantesques débris, témoins séculaires des luttes intestines des générations disparues ; à côté des sauvages monuments de la féodalité, on trouve la chapelle votive de Sabar. Pour l'archéologue, de nombreuses ruines; pour le naturaliste, la flore et la faune des Pyrénées ; enfin les richesses minérales enfouies dans le sol.
(*Vergé, Notice, p. 37.*)

L'archéologue vient y visiter les monuments historiques d'Unac, de Sabar et de Monturguel, le beau château de Gudannes ; les vieux manoirs de Lordat, de Miglos, de Château-Verdun dont quelques créneaux, vestiges des grandeurs et des désastres d'un autre âge, sont encore debout à la cîme sourcilleuse des monts ; en même temps que les gites métallifères, les fossiles et la flore des environs y attirent les savants.
(*Ourgaud, Précis, p. 120.*)

Je m'étendrai peu sur les propriétés éminemment sédatives et hyposthénisantes des eaux d'Ussat. Chaque médecin a trouvé dans sa pratique des observations de leur vertu. MM. Becane, Pilhes, Vergé, vantent la vertu thérapeutique des bains à basse température dans

Les eaux sont *hyposthénisantes, hémostatiques, toni-sédatives, parégoriques, antiphlogistiques*; leur nature est de résoudre la phlogose, les gastrites et gastro-entérites chroniques, les gastralgies, les rhumatismes et les névropathies de toute forme. Les catarrhes et les engorgements utérins, les cardialgies, les névralgies, les hypocondries. Dans sa longue et brillante pratique, le docteur Viguerie a reconnu leur action spéciale dans les maladies de l'utérus.

(*Dieulafoy, Notice, p.* 19.)

Je crois pouvoir affirmer qu'elles sont éminemment utiles dans les maladies des systèmes nerveux; dans les phlegmasies chroniques de nos divers organes, surtout de l'appareil digestif; qu'elles ont une action bien marquée et régulatrice sur l'utérus et ses annexes.

(*Vergé, Notice, p.* 84.)

Les bains d'Ussat portent leur action sur la plupart des phlegmasies chroniques. Cette action est des plus évidentes dans la phlogose des organes abdominaux; elle est presque spéciale dans les maladies de l'utérus; ces eaux guérissent très-souvent la généralité des maladies nerveuses......

Les travaux de cabinet, des affections morales, des fatigues physiques excessives.......

(*Bonnans, Guide, p.* 4 et 14.)

les hémorragies dites passives, les palpitations chloro-anémiques, *les maladies et les affusions séreuses de la circulation* ; *la scrophule* ; les épuisements dus aux veilles et contention d'esprit trop prolongées.....

(*Ourgaud, Précis, p.* 50-51.)

§ 3.

Les faits nouveaux que le docteur Ourgaud signale dans sa brochure ne sont-ils pas des erreurs? (Précis, p. 8 et 96).

Les citations précédentes prouvent que depuis longtemps les propriétés des eaux d'Ussat, sur quelques groupes de

maladies, étaient reconnues et déterminées; seulement jusqu'à
M. Ourgaud on avait nié l'action salutaire des bains dans les
scrophules, les affections pulmonaires et bronchiques et les
lésions de la circulation ; il était de vieille expérience que ces
états morbides étaient aggravés par leur usage. Une observation réelle, rigoureuse, m'avait prouvé le danger de la balnéa-
tion à Ussat dans les maladies organiques du cœur, dans la
diathèse scrophuleuse et les affections pulmonaires depuis la
simple bronchite jusqu'au tubercule. Je voulais signaler ces
exceptions à mes confrères, on me dit : *qu'il ne fallait pas
livrer tous nos secrets*. Ce fut un tort, et je le répare. Entre
deux assertions contraires, les faits seuls prononceront. On a
baigné, en 1859, des affections du cœur, des phthisies pulmonaires, des scrophules; je vais citer les résultats, en y joignant
quelques faits antérieurs à cette dernière saison.

OBSERVATION Ire. — Mlle P..., jeune personne d'environ
18 ans, est affectée d'hypertrophie du cœur : chloro-anémie,
dyspnée, irrégularité des pulsations, lèvres cyanosées, œdème
léger, le soir, autour des malléoles. On ordonne les bains d'Ussat,
n'attribuant les divers accidents qu'éprouvait la malade qu'à une
affection nerveuse. Vainement l'inspecteur Vergé fait comprendre au père de la jeune malade les inconvénients de cette
médication ; le médecin ordinaire persiste, et fait joindre la
promenade et l'exercice à l'usage des bains. Les accidents
s'aggravent rapidement, et, après quelques bains seulement,
Mlle P... meurt subitement étouffée. Le docteur de Pointis,
chargé d'embaumer le corps, constata l'hypertrophie du cœur.
(obs. tirée de la pratique du docteur Vergé).

OBSERVATION II. — M. V..., notaire à Tarascon : hypertrophie
du cœur, œdème aux malléoles, face anémique, oppression. Sous
l'influence des bains d'Ussat, la dyspnée augmente, l'œdème

gagne les membres inférieurs, le malade est renvoyé d'Ussat, et meurt quelque temps après (obs. du docteur Vergé).

Observation III. — Le sieur Roubi, d'Albiès, à la suite d'un rhumatisme articulaire, fut pris de palpitations, d'essoufflements, d'irrégularité dans le rhythme du cœur. Je constatai une lésion organique de cet organe. Les saignées générales et locales, l'usage de la digitale améliorèrent assez la position du malade pour qu'il pût rentrer au séminaire de Pamiers où il était domestique. Sous l'influence de causes que j'ignore, la maladie reparut. Le malade fut envoyé à Ussat par le docteur Ourgaud. Je l'y trouvai dans un état déplorable; il n'avait pris que six bains, et j'eus à peine le temps de le faire transporter chez lui où il mourut subitement quelques jours après.

Observation IV. — Une jeune fille de l'hospice de Pamiers, de 15 à 16 ans, est envoyée à Ussat en 1858, à chaque bain il y eut des menaces de suffocation. La religieuse de l'hospice me pria de voir cette jeune personne. Je constatai une hypertrophie du cœur; la face était blême et bouffie, les lèvres cyanosées. L'irrégularité des pulsations et la violence de ces dernières étaient au comble. La maladie du cœur n'était pas sous l'influence de la chlorose, car d'après la malade ses palpitations remontaient à l'âge de 12 ans. Je fis suspendre les bains. En 1859, cette enfant fut renvoyée à Ussat; l'affection du cœur s'était aggravée. Je ne voulus pas la baigner, d'accord, du reste, avec la répugnance de la malade qui se rappelait les essais précédents.

Observation V. — M. H..., de Tarascon, hypertrophie du cœur, œdème des membres inférieurs, oppression depuis longtemps, vint à Ussat en septembre 1858; il prit peu de bains qui aggravèrent néanmoins son état. La dyspnée et l'œdème s'accrurent rapidement, il mourut dans les premiers jours de printemps 1859.

Observation VI. — *Saison de 1859.* — Mme M..., de Massat, vient demander des conseils à Ussat ; on lui prescrit les bains et on la soumet à l'inhalation de la vapeur. Après trois jours d'expérience, il survint une dyspnée extrême qui alarma la malade. Je fus appelé et constatai une hypertrophie du cœur avancée, l'œdème des membres inférieurs, une face congestionnée, des lèvres pourpres. Je proposai une saignée dont l'indication me parut urgente, mais cette malade était tellement alarmée qu'elle voulut partir immédiatement.

Observation VII. — 1859. Jeanne-Marie Fournié, d'Emplaing, arrive à Ussat, on lui ordonne les bains. Au neuvième bain, accès de suffocation tellement intense qu'elle me fait appeler. Je constatai une affection du cœur des plus graves ; la face bouffie, l'engorgement des membres inférieurs, une dyspnée très forte, l'auscultation ne me laissèrent aucun doute sur une issue funeste et prochaine. Je renvoyai chez elle cette pauvre femme qni succomba dans quelques jours.

Dans tous les cas que je viens de citer, jamais l'apparence même d'une amélioration, mais au contraire aggravation rapide des symptômes.

Affections pulmonaires.

Observation VIII. — Mme..., d'Espassés, prend des bains à Ussat. Après le dixième bain, se trouvant plus souffrante, elle me fait appeler. Je trouvai une phthisique à la période extrême de sa maladie ; la toux, l'oppression avaient augmenté par l'usage des bains, pouls à 120, sueurs nocturnes abondantes, amaigrissement extrême. Je fis immédiatement partir cette malade, qui mourut bientôt après.

OBSERVATION IX. — 1859. Mlle M..., de Vicdessos, jeune fille de 15 à 16 ans, est conduite à Ussat. On lui ordonne des bains, et on lui fait respirer la vapeur du *vaporium*. Au bout de quelques jours, aggravation dans son état, *hémoptisie*. Je fus appelé auprès de la malade, et, après avoir constaté une phthisie avancée, j'engageai les parents de retirer vite cette enfant d'Ussat. Elle mourut bientôt après.

OBSERVATION X. — 1859. M..., d'Ussat, jeune homme de 20 à 22 ans, phthisique, recevait depuis longtemps mes soins, et j'avais prévenu les parents de l'issue funeste de la maladie. Ce malade va prendre d'autres conseils, on le soumet à l'inhalation de la vapeur. Au bout de peu de jours, oppression plus forte, faiblesse extrême ; le malade découragé vint me trouver de nouveau, et me dit : *Si je reviens encore à cette vapeur, je n'en sortirai pas*. Je fis cesser cette cruelle expérience, le malade succomba bientôt après.

OBSERVATION XI. — 1859. Mlle D..., de Carcassonne, âgée de 35 à 40 ans : faciès scrophuleux, engorgement des ganglions cervicaux, cicatrices anciennes sur les parties latérales du cou, eczéma chronique, bronchite, toux habituelle, soupçon de tubercules ; on baigne cette malade. Sous l'influence des bains, la toux augmente rapidement ; au dix-septième, hémoptysie. Cette malade vint à ma consultation ; je l'engageai à partir pour Ax, boire les eaux et prendre quelques bains ; je lui aurais donné bien plus fortement ce conseil à son arrivée à Ussat.

OBSERVATION XII. — 1858. Une jeune fille de Toulouse, âgée de 10 ans, est conduite à Ussat ; tempérament lymphatique, engorgement des ganglions du cou, ophtalmie scrophuleuse chronique, qui avait laissé quelques taies sur la cornée. J'insistai pour que cette enfant fût envoyée aux bains d'Ax; la mère s'obstina à rester à Ussat. Au septième bain, les yeux avaient rougi, de nouvelles taies s'étaient formées; céphalalgie, photophobie extrême; alors seulement la mère suivit mes conseils, et partit pour les eaux sulfureuses. Au bout de quinze jours, cette enfant me fut représentée dans un état des plus satisfaisants.

Ces faits ont de l'autorité. J'aurais pu les multiplier en remontant dans ma pratique; mais je n'ai voulu donner que les plus récents; mes confrères les méditeront.

§ 4.

Avant le docteur Ourgaud les malades étaient-ils dirigés sans discernement?

« C'est l'emploi inopportun, dit-il, ou mal dirigé des bains
» et des températures qui peut nuire et faire naître des indis-
» positions. Que de malades sont revenus cette saison dernière,
» qui, n'ayant obtenu les années précédentes qu'un léger sou-
» lagement, ont été amenés par nos conseils à un emploi plus
» judicieux des eaux (Précis sur Ussat-les-Bains, p. 39). »

Le docteur Ourgaud n'a pas voulu dire, sans doute, que lui seul a traité ses malades avec discernement? Si, plus heureux que ses confrères, une espèce d'intuition lui a révélé des secrets qu'ils n'ont pu acquérir que par une longue pratique, il ne s'ensuit pas qu'avant lui les baigneurs aient été déshérités d'une direction intelligente. Des suppositions peu réfléchies peuvent blesser des collègues honorables, et les faits suivants prouveront qu'ils n'ont pas toujours manqué d'un certain discernement.

1859. M. E..., de Nantes, après des travaux de cabinet et une vie longtemps sédentaire, éprouve une grande fatigue dans tout l'organisme, une impressionnabilité nerveuse extrême, de l'insomnie, des céphalalgies continuelles. *On le baigne à une haute température.* Le malade se trouve plus mal, se décourage et veut quitter Ussat; il vient à ma consultation, j'ordonne des bains très froids; dès les premiers, calme relatif; au bout de quarante bains, guérison.

1859. — Mme T..., âgée de 60 ans, est envoyée à Ussat par le docteur Estévenet qui au toucher avait cru reconnaître chez cette dame un col squirreux, mais qui au spéculum ne vit qu'une hypertrophie de cet organe, un utérus congestionné et de la sérosité sanguinolente s'écoulant de l'ouverture du col. Ici l'indication était évidente : baigner la malade dans les plus basses températures, *s'abstenir de toute excitation du col utérin.* On ordonna *des bains chauds* et *des douches vaginales.* Après quelques bains et deux douches seulement, métrorrhagie abondante. Je fus immédiatement appelé, je remédiai aux accidents actuels, et au bout de quelques jours de repos j'ordonnais des bains très froids. La malade partit guérie.

1859. Mme..., de Montech. Cette dame, âgée de 42 ans, éprouve depuis quelque temps des hémorrhagies utérines qui ont affaibli sa constitution. *Congestion de l'utérus, hypertrophie du col.* On ordonne des bains chauds. Après 12 bains, des douches vaginales. A la troisième douche, douleur vive à l'hypogastre; un sentiment de chaleur insupportable dans l'utérus, frissons, malaise général, fièvre. Je fus appelé auprès de la malade; après avoir constaté l'état antérieur et les symptômes actuels, je prescrivis le repos au lit, lavements frais, injection d'eau froide dans le vagin, cataplasmes laudanisés au bas-ventre. Au quatrième jour, la malade put se baigner dans des bains froids et partit guérie.

1859. Mme D... conserve d'un accouchement laborieux une métro-péritonite chronique, avec douleur dans la fosse iliaque gauche. Des bains tempérés amènent de l'amélioration. On insiste *sur des douches percutantes sur l'abdomen.* Dès la deuxième douche, douleur atroce dans l'aîne gauche, ballonnement du ventre. Je fus appelé : des applications émollientes sur le ventre, des lavements fréquents, le coucher horizontal, les narcotiques, une diète absolue, permirent à la malade de reprendre les bains au bout de quelques jours.

1859. — Mme D..., d'Agen, 38 ans, tumeur de l'ovaire droit, engorgement de l'utérus.

On ordonne à cette malade une température chaude et des douches percutantes sur l'ovaire tuméfié. Après 5 à 6 douches, sous l'influence de la surexcitation qu'elles ont déterminée, douleur atroce dans le ventre, suivie d'accès hystériques d'une si effrayante intensité que nous crûmes un moment la vie de cette malade compromise. Ces graves désordres furent conjurés avec peine, et au bout de 8 jours, la malade reprit des bains à très-basse température. Après 42 bains, il ne restait plus de traces de métrite, la tumeur de l'ovaire avait diminué de volume.

1859. — Mme M...., de Mercus, arrive à Ussat, accusant une douleur dans la région de l'aîne du côté gauche. On crut à une affection de l'utérus et de ses annexes; on ordonna des bains et des douches sur le point douloureux. A la cinquième douche, douleur violente dans tout le côté gauche du ventre. Je fus appelé dans la nuit auprès de cette malade, qui jetait les hauts cris. Je diagnostiquai *un phlegmon* du tissu cellulaire intermusculaire des parois abdominales. Je fis appliquer largement des sangsues et des cataplasmes émolliens. *L'ovaire et l'utérus* étaient à l'état normal. Au bout de deux jours, les accidents inflammatoires, en apparence conjurés, permirent à la malade de se retirer chez elle. Je fus appelé de nouveau auprès d'elle huit jours après; un abcès s'était formé, il fut ouvert; mais au bout de quelques jours le pus se fit jour dans la cavité du bassin, et la malade succomba.

1859. — Marie Auriol, de Bonac, souffre depuis longtemps d'une ménorrhagie qui s'est continuée jusqu'à présent. Cette malade avait été traitée par le docteur Ourgaud. A Ussat, on la baigne et on lui administre des douches vaginales. Après quelques douches, la malade se sentant plus mal, vint me consulter. Amaigrissement, pâleur de la face, douleur lancinante qui correspond au sacrum, pertes rouges, odeur caractéristique. Le toucher et le spéculum me font découvrir un énorme cancer du col de l'utérus. Au moment où j'écris ces lignes, 29 juin, cette malade est mourante. Dans le *Précis sur Ussat-les-Bains*, p. 57, on porte cette malade guérie d'une *hémorrhagie passive* par 28 bains et quelques douches. *Ab uno disce omnes.*

1859. — Mme ....., de Carcassonne, âgée de 62 ans, obésité mais face anémique. Cette dame vient à Ussat pour se guérir d'une perte rouge peu abondante, mais continuelle. On la baigne, ne tenant compte que des symptômes. Au bout de quelques jours, l'hémorrhagie devenant plus forte, je fus appelé; j'examinai la malade, et je pus constater un polype de l'utérus. Je fis comprendre à cette malade l'inutilité des bains et les ressources d'une opération.

Je n'ai jamais *guéri ou amélioré, à Ussat, 843 malades sur 919;* mais je n'ai jamais baigné personne sans me rendre bien compte de l'affection à traiter.

J'ai cherché à prouver jusqu'à présent que les eaux d'Ussat

avaient été sérieusement étudiées dans leurs effets thérapeutiques avant le docteur Ourgaud, sinon avec le même talent, du moins avec autant de conscience ; qu'on avait posé des règles avant lui pour leur administration et qu'il en avait fait souvent son profit ; que le *fait nouveau* qui s'est révélé à lui dans la dernière saison, c'est-à-dire l'action bienfaisante de l'eau minérale dans les *diffusions séreuses* liées à des maladies du cœur ou de la circulation, dans *les affections pulmonaires* et *la diathèse scrophuleuse*, était une grave erreur. Le docteur Ourgaud a été abusé par quelques faits isolés, passés rapidement sous ses yeux. Une observation plus rigoureuse le fera plus tard revenir d'une opinion qui serait nuisible aux malades, et qui jetterait une espèce de défaveur sur l'établissement thermal.

§ 5.

Du vaporium (vaporarium).

Le docteur Dieulafoy, dans sa Notice sur Ussat, avait indiqué l'utilité de la vapeur des galeries dans les rhumatismes nerveux. Plus tard le docteur Vergé signalait, et je le répétai après lui, le parti qu'on pourrait tirer de cet agent dans certaines affections musculaires, dans quelques vieilles névralgies ; peut-être même, et c'était des essais à tenter, dans quelques formes de dermatoses. Mais je pensais qu'on devait administrer la vapeur dans la galerie elle-même, où on aurait à la fois la *sudation* et l'*inhalation*. Le docteur Ourgaud s'appropria l'idée, mais pour la transformer ; il créa son *vaporium*. Affections amaurotiques, surdités, dysmenorrhée, maladies diverses de l'utérus, bronchites chroniques, phthisies pulmonaires, tout fut soumis à l'usage d'une vapeur absente, remplacée presque toujours par un courant d'air frais. Je ne dirai ni le désappointement des malades, ni les courbatures contractées par quelques-uns, mais je vais laisser parler un savant bien compétent en hydrologie thermale, le docteur C. Jammes, qui s'exprime ainsi dans un écrit récent :

« Y a-t-il davantage de *vaporarium?* Sans doute, on m'a
» montré une chambre ainsi appelée où la vapeur de l'eau
» thermale est censée arriver. Mais, au lieu d'une étuve, j'y ai
» trouvé un lieu frais, plus susceptible de donner des rhuma-
» tismes que de les guérir.

» Je me trompe, ce n'est pas *vaporarium*, c'est *vaporium*
» qu'on l'appelle ; le nom a été aussi tronqué que la chose. »

Des buvettes.

Il n'est pas un malade à qui on n'ordonne simultanément le bain, la douche, la buvette, heureux si on veut bien le dispenser du *vaporium*. Les buvettes, dit-on, sont l'une *purgative*, l'autre *apéritive;* cependant l'analyse a démontré qu'il y avait identité dans leur composition, qu'il y avait simplement entre elles une légère différence de température. Les deux buvettes ont, il est vrai, un résultat presque certain : de purger, mais par indigestion, quand on en boit outre mesure. Quant à l'effet thérapeutique, il est à peu près nul, malgré la naïve prétention de leur avoir restitué l'acide carbonique qui leur manquait. Une eau qui renferme par litre 0,541 de plâtre ou de chaux est, ce me semble, plus indigeste qu'apéritive. Sans doute, on peut ordonner cette boisson à doses homœopathiques, pour parler à l'imagination des malades, mais il est de ces choses qui sont d'autant meilleures qu'on en use plus rarement.

Des boues d'Ussat.

Une des principales objections faites à la restauration des bains, fut qu'on enlevait à cette eau minérale un de ses plus puissants éléments : le dépôt vaseux qui se trouvait au fond des anciennes baignoires. Vainement les docteurs Dieulafoy, Filhol, Vergé démontrèrent que ce fonds vaseux n'était que le détritus des matières organiques souillant l'eau des baignoires, dont la vidange ne s'opérait, par l'ancien système, que toutes les 24 heures et très incomplètement ; ces boues, on les regretta, on les regrette encore ; l'eau serait dépourvue de cet onctueux, de cette matière savonneuse, de la *glerine*, *espèce de frai de grenouille,* qu'Alibert signalait dans nos eaux. Cette glerine n'existe pas plus aujourd'hui dans le réservoir des bains qu'elle n'existait alors. « On trouvait, dit M. Dieulefoy
» dans sa Notice, dans les anciens bains, de la vase formée
» des dépôts des matières animales, des détritus provenant
» de la décomposition des conferves ; la température des
» bains a baissé l'invasion ; l'eau ne s'élevait pas au-dessus
» de 27° R. Les malades, en sortant, trouvaient leur peau
» douce et recouverte d'une couche huileuse. Cette qualité
» onctueuse des eaux d'Ussat tient à la saponification de
» l'huile sébacée par les sels de soude. Ce savon n'est soluble
» qu'au-dessus de 27° R. Au-dessous il n'est pas soluble. Il
» résulte de ce fait chimique, que lorsqu'on prend un bain
» à Ussat, au-dessous de 27° R., le savon n'étant pas dissous,
» donne à la peau cette couche onctueuse que l'on recherche
» avec empressement. Si le bain est au-dessus de 27° R.,
» la couche saponifiée est dissoute et la peau n'est plus
» douce. »

J'ajoute que l'expérience de tous les jours confirme parfaitement l'opinion du docteur Dieulafoy ; mais l'expérience est un livre fermé pour ceux qui ne veulent pas voir.

Du système hydrostatique d'Ussat.

M. l'ingénieur François, avec cette sagacité qui n'appartient qu'aux hommes de talent, avait remarqué l'influence des eaux de l'Ariége sur le niveau des sources thermales. Il vit là une loi d'équilibre, et, se basant sur la différence des densités, il créa son canal de pression. Les résultats ont confirmé les prévisions de la science, et cependant on vient vous dire aujourd'hui qu'il n'y a pas *juxta-position*, mais que la nappe d'eau froide toujours *sous-jacente* à l'eau chaude élève ou abaisse à son gré l'eau thermale ; que le canal de pression ou mieux d'imbibition n'a qu'un but : non pas de contenir l'eau chaude, mais de la tenir *soulevée à une hauteur déterminée*. L'habile ingénieur qui a dirigé l'aménagement aussi nouveau qu'exceptionnel des eaux d'Ussat, renverrait, je pense, l'auteur de pareilles assertions à l'étude des premiers éléments de la physique.

Après que d'immenses travaux ont été exécutés par M. l'ingénieur François et son habile interprète, l'architecte Durieu, pour isoler tous les griffons d'eau froide qui se mêlaient à l'eau chaude, tout esprit sérieux repoussera l'idée plus qu'aventurée, que de la superposition des eaux chaudes et froides puisse jamais résulter accroissement de volume, de température et d'aggrégat minéral, comme le démontrent les recherches de MM. Dieulafoy et Filhol. Un passage du dictionnaire général des eaux minérales, page 580 du tome II, fait connaître ainsi l'opinion de ces Messieurs : « Depuis les recher-
» ches, l'aménagement et l'isolement des eaux d'Ussat, on y
» dispose de 820 mètres cubes, dont 520 de 33° $^1/_2$ à 34° $^1/_4$
» au bain, et de 34° à 40° aux sources, plus 300 mètres cubes
» à 33°.

» D'après l'analyse de M. Filhol, l'aggrégat minéral est au-

» jourd'hui de 1 gr. 276 par litre, soit 0,414 de plus qu'avant
» ces travaux. Le résultat est indépendant de la température
» de l'eau de pression qui varie de 9 à 18°, selon les saisons. »
(Dieulafoy, *Rapport à l'Académie des sciences de Toulouse*, 1853;
Filhol, *Eaux des Pyrénées*, 1853; *Analyse des eaux d'Ussat*,
1856.)

Dans ces deux derniers ouvrages, M. Filhol s'exprime ainsi :

« Il n'est pas exact de dire que les travaux d'Ussat ont
» produit des infiltrations permanentes. Certes ce n'est pas
» avec des infiltrations froides (9 à 18°) que l'on produit de
» tels résultats de température. »

« Les résultats de l'analyse prouvent jusqu'à l'évidence que
» ces travaux ont amélioré la qualité de l'eau minérale, en
» éloignant les infiltrations superficielles qui se mêlaient autre-
» fois à l'eau des bains. »

« Il est incontestable que l'eau des sources d'Ussat est
» aujourd'hui plus chaude, plus riche en acide carbonique
» et en matières salines, et, par conséquent, plus pure qu'à
» l'époque où Figuier en fit l'analyse. »

J'ai apprécié, à mon point de vue, le *Précis du docteur
Ourgaud sur Ussat-les-Bains*; c'était mon droit. A des assertions, j'ai opposé des faits, et dans des discussions de cette
nature, les faits seuls sont impartiaux.

Dʳ BONNANS.

Toulouse. — Imprimerie de Bonnal et Gibrac, rue Saint-Rome, 46.